Dieses Buch richtet sich primär an Personen, die unlängst einen Grundkurs Sanitätsdienst und/oder Fachlehrgang Sanitätsdienst absolviert und noch wenig Einsatzerfahrung haben. Bei fehlender oder wenig Routine ist es für Sanitäter wichtig, neben praktischen Übungen laufend das Wissen über die notwendigen Maßnahmen in den unterschiedlichsten Einsatzszenarien aufrechtzuerhalten und die Möglichkeit der schnellen Information zu haben. Dieses Nachschlagewerk ist daher bewusst knapp gehalten. Es ist nicht als Lehrbuch gedacht und soll auch keines ersetzen.

Taschenwissen Sanitätsdienst fasst knapp zusammen, **was** in bestimmten Situationen **getan werden muss,** nicht wie es getan werden muss. Es wird daher – abgesehen von einzelnen Ausnahmen, die im Kontext wichtig sind – auf medizinische und naturwissenschaftliche Grundlageninformationen verzichtet. Diese sind den ausführlichen Lehrbüchern vorbehalten, die zur Ergänzung oder umfassenden Wiederholung neben geeigneten Online-Lernplattformen heranzuziehen sind.

Das meist stichwortartige Informationsgrundprinzip bei den einzelnen Themen gliedert sich, abgesehen von wenigen Ausnahmen, in die Gruppen „Ursachen“, „Symptome“, „Gefahren für den Patienten“ und „akut notwendige Maßnahmen“. Dabei ist zu beachten, dass die in diesen Gruppen genannten Punkte nicht immer alle deutlich erkennbar auftreten müssen, sondern auch einzeln oder in unterschiedlichen Kombinationen und Ausprägungen vorliegen können.

Landsberg, im Frühjahr 2026
Dr. Peter Mack

AED	automatisierter externer Defibrillator
AZ	Atemzug
BRK	Bayrisches Rotes Kreuz
BZ	Blutzucker
CO_2	Kohlendioxid
COPD	Chronic Obstructive Pulmonary Disease (chronisch obstruktive Lungenerkrankung)
DMO	Direct Mode (netzunabhängiger Betrieb) beim BOS-Digitalfunk
DMS	Durchblutung, Motorik, Sensorik
FAST	Face, Arms, Speech, Time
HLW	Herz-Lungen-Wiederbelebung
HWS	Halswirbelsäule
ILS	integrierte Leitstelle
LMA	Laryngeal Mask Airway
MANV	Massenanfall von Verletzten
MPBetreibV	Medizinproduktebetreiberverordnung
MHD	Mindesthaltbarkeitsdatum
O_2	Sauerstoff
PEEP	Positive End Expiratory Pressure
PSA	persönliche Schutzausrüstung
PVT	pulslose ventrikuläre Tachykardie
RD	Rettungsdienst
Rekap	Rekapillarisierung
RR	Blutdruck
SAMPLER	Symptome, Allergie(n), Medikation, Patientengeschichte, letzte Mahlzeit, Ereignis, Risikofaktoren
SEG	Schnelleinsatzgruppe
SHT	Schädel-Hirn-Trauma
StGB	Strafgesetzbuch
StPO	Strafprozessordnung
StruPAL	strukturierte Patientenablage
StVO	Straßenverkehrsordnung
THL	technische Hilfeleistung
TMO	Trunked Mode (Netzbetrieb) beim BOS-Digitalfunk
xABCDE	Exsanguination, Airway, Breathing, Circulation, Disability, Exposure
ZNS	zentrales Nervensystem

Der Verweis auf die jeweilige Abbildungsquelle befindet sich bei allen Abbildungen im Werk am Ende des Legendentextes in eckigen Klammern. Alle nicht besonders gekennzeichneten Grafiken und Abbildungen © Elsevier GmbH, München.

E1259	Higgins, T., Auerbach, P. S., Arastu, A. S. Medicine for the Outdoors: The Essential Guide to First Aid and Medical Emergencies, 7e. 2024 Elsevier Inc.
G613-001	McCance, K. L., Huether, S. E. Pathophysiology: The biological basis for disease in adults and children, 6e. 2010 St. Louis, MO: Mosby.
J747	Thomas Engbert, Design&Kommunikation, Kronsgaard
L106	Henriette Rintelen, Velbert
L138	Martha Kosthorst, Borken
L157	Susanne Adler, Lübeck
L190	Gerda Raichle, Ulm
L311	Birgit Pietzsch, Pullach i. Isartal
W1113	DRK e.V. / DRK-Service GmbH

Fehler gefunden?

An unsere Inhalte haben wir sehr hohe Ansprüche. Trotz aller Sorgfalt kann es jedoch passieren, dass sich ein Fehler einschleicht oder fachlich-inhaltliche Aktualisierungen notwendig geworden sind.

Sobald ein relevanter Fehler entdeckt wird, stellen wir eine Korrektur zur Verfügung. Mit diesem QR-Code gelingt der schnelle Zugriff.

https://else4.de/9783437482793

Wir sind dankbar für jeden Hinweis, der uns hilft, dieses Werk zu verbessern. Bitte richten Sie Ihre Anregungen, Lob und Kritik an folgende E-Mail-Adresse: kundendienst@elsevier.com

Stichwortverzeichnis

Inhaltsverzeichnis

1.1 Atmung

Physiologische und pathologische Werte → Tab. 1.1, → Tab. 1.2

Alter	Atemzüge	Atemzugvolumen	Atemzeitvolumen
Erwachsener	12–15/min	0,4–0,5 l/AZ	8–10 l/min
Jugendlicher	ca. 20/min	ca. 0,35 l/AZ	ca. 7 l/min
Schulkind	ca. 25/min	ca. 0,25 l/AZ	ca. 6,2 l/min
Kleinkind	ca. 30/min	ca. 0,2 l/AZ	ca. 4,5 l/min
Säugling	ca. 40/min	ca. 0,03 l/AZ	ca. 1,2 l/min

Tab. 1.1 Physiologische Atmungswerte

Symptom	Auswirkung	Mögliche Ursachen
Apnoe	Atemstillstand	• Schädigung/Lähmung des Atemzentrums • Verlegung der Atemwege • Thoraxkompression
Bradypnoe	verlangsamte Atmung (< 8 AZ/min)	• ZNS-Schädigung • Vergiftungen • Medikamente
Tachypnoe	beschleunigte Atmung (> 20 AZ/min)	• körperliche Belastung • emotionale/psychische Erregung/Schock
Hyperventilation	> 30 AZ/min	• Stress • (emotionale) Aufregung
Hypoventilation	unzureichende Belüftung, unzureichender Gasaustausch in der Lunge (CO_2 ↑, O_2 ↓)	• COPD • Schwäche der Atemmuskulatur • Störung der Atemsteuerung im ZNS

Tab. 1.2 Pathologische Atmungswerte

1.2 Herzfrequenz

Physiologische und pathologische Werte → Tab. 1.3, → Tab. 1.4

Alter	Herzfrequenz (Schläge/Minute)
Erwachsener	60–80
Jugendlicher	80–100
Schulkind	85–95
Kleinkind	100–120
Säugling	120–140

Tab. 1.3 Physiologische Herzfrequenzwerte

Symptom	Herzfrequenz (Schläge/Minute)	Mögliche Ursachen
Tachykardie (Herzrasen)	> 100	• psychische/emotionale Faktoren • Herzinsuffizienz • Schilddrüsenüberfunktion
Bradykardie	< 50	Herzerkrankungen (Störungen der Erregungsbildung und Reizleitung im Herzen)
Arrhythmie	• unregelmäßig („Herzstolpern“) • deutlich spürbar	• Herz-Kreislauf-Erkrankung • Störung des Elektrolythaushalts • Funktionsstörung der Schilddrüse

Tab. 1.4 Pathologische Herzfrequenzwerte

1.3 Herzschlagvolumen

- Erwachsener: ca. 70–80 ml
- Herzminutenvolumen: ca. 5,6 l/min (bei Puls 70 Schläge/min und Volumen 80 ml)

1.4 Blutdruck

Physiologische und pathologische Werte → Tab. 1.5, → Tab. 1.6

Alter	Blutdruck (mmHg)
Älterer Mensch	140/90
Erwachsener	120/80
Jugendlicher	140/90
Schulkind	125/77
Kleinkind	95/40
Säugling	80/60
Rekap-Zeit bis 2 sec normal	

Tab. 1.5 Physiologische Blutdruckwerte

Symptom	Blutdruck (mmHg)	Mögliche Ursachen
Hypertonie	> 140/90 (dauerhaft)	• Übergewicht • Bewegungsmangel • ungesunde Ernährung • Rauchen und Alkohol • Stress • erbliche Veranlagung
Hypotonie	< 100/60 (dauerhaft)	• verminderter Gefäßwiderstand • zu geringes absolutes Blutvolumen • reduzierte Pumpfunktion des Herzens
Hypertensive Krise	ab 180/120	• blutdrucksenkende Medikamente nicht eingenommen • starke emotionale Erregung
Rekap-Zeit > 2 sec: verlängert; > 5 sec: stark verlängert		

Tab. 1.6 Pathologische Blutdruckwerte

1.5 Sauerstoffsättigung

Physiologische und pathologische Werte → Tab. 1.7

	Sauerstoffsättigung SpO_2 in %
Physiologischer Wert	96–100
Pathologische Werte	• 90–95 erniedrigt • 80–90 kritisch; behandlungsbedürftig • 70–80 schwere Hypoxie; sofortige ärztl. Behandlung notwendig • < 70 akute Lebensgefahr

Tab. 1.7 Sauerstoffsättigungswerte

1.6 Temperatur

Physiologischer Wert: 36,5–37,4 °C
Pathologische Werte → Tab. 1.8

Symptom	Temperatur (°C)	Mögliche Ursachen
Fieber	ab 38 °C (ab 42 °C Todesgefahr!)	• Infektionen mit Krankheitserregern • nicht infektionsbedingte Erkrankungen (Rheuma, Krebs) • Reaktion auf bestimmte Medikamente
Unterkühlung (Hypothermie)	< 35 °C (kann < 28 °C zum Tod führen)	• Aufenthalt in kalter Umgebung mit unangepasster Kleidung • zu langer Aufenthalt im Wasser

Tab. 1.8 Pathologische Werte und mögliche Ursachen

1.7 Hautfärbung

Veränderung → Tab. 1.9

Veränderung der Haut	Pathologische Ursachen
Rötung	• Sonnenbrand/Überhitzung • Kontaktallergien • körperliche Überanstrengung • Hypertonie
Rosige Verfärbung	CO-Vergiftung
Zyanose (Blauverfärbung)	O_2-Mangel oder Blutstau bei venösem Verschluss
Dunkelblaue bis schwarze Färbung (z. B. an Fingern und Zehen)	starke Unterkühlung bis Erfrierung
Gelbfärbung	Hinweis auf Ikterus (Gelbsucht)
Auffallende Blässe	Hinweis auf Schock (Volumenmangel) oder schlechte Durchblutung

Tab. 1.9 Veränderung der Hautfarbe und ihre Ursachen

Die in → Tab. 1.9 aufgeführten Hautverfärbungen sind nur bei hellen Hauttypen sichtbar. Bei dunklen bis schwarzen Hauttypen sind sie nur schwer oder gar nicht erkennbar. In diesem Fall müssen die pathologischen Ursachen über andere Diagnosewege erkannt werden.

2.1 Allgemeine Grundsätze

- **Unterweisung:** Unterrichtung über Funktion und Verwendung von Geräten und Material
- **Einweisung:** bei elektrisch betriebenen Geräten, Unterrichtung über Funktion und Verwendung
- **Fehler und Defekte** bei Medizinprodukten müssen **sofort** gemeldet werden!
  („Mach' ich später" = No-Go!)
- **Wiederholung** wichtiger Wissensinhalte (auf Stand bleiben)

2.2 PSA für den Einsatz

- Einsatzjacke und -hose
- Einsatzstiefel (S3Hi-Schutzstiefel)
- Einmalschutzhandschuhe (Schutz vor Blutkontakt und Erregern)
- Einsatzhelm (nur in besonderen Fällen)
- Ggf. Sonderausrüstung für Wasser- und Bergrettung

PSA situativ angepasst tragen, aber immer **komplette Ausrüstung** mitnehmen!

2.3 Vorbereitung

- Geräte, Materialien und Inventar auf Vollständigkeit, Funktionsbereitschaft, Sterilität, Haltbarkeitsdatum prüfen; Druck in O_2-Flasche prüfen
- Mit Material vertraut machen
- Sicherheit und Fahrbereitschaft des Fahrzeugs überprüfen
- Eigenen Zustand im Auge behalten (Fitness, Gesundheit, Dienstfähigkeit, Müdigkeit, kein Alkohol ...)
- Notwendige PSA tragen
- Registrierung bei Einsatzleitung per Funkspruch oder Statusmeldung (→ Kap. 29)

3.1 Allgemeiner Einsatzablauf

- Notfallmeldung an Leitstelle (falls noch kein Notruf erfolgt ist)
- Statusmeldung 3 oder Funkspruch an ILS bei Einsatzstart
- An der Einsatzstelle:
  - Statusmeldung 4 oder Funkspruch an ILS
  - Eigenschutz sicherstellen
  - Gefahrencheck (Strom, Verkehr, Menschen, Infektionen ...)
  - Fremdgefahr für verletzte Person(en)
  - Überblick über Lage verschaffen
- Lebensrettende Sofortmaßnahmen
- Lagemeldung an ILS, um ggf. weitere Kräfte anzufordern (Feuerwehr, THW, Wasserwacht ...)
- Patienten weiterversorgen
- Dokumentation (Formular Patientenprotokoll)
- Übergabe an RD, Polizei ...
- Meldung über Einsatzende an ILS

4.1 Vor Patientenkontakt

- Schmuck, Uhren, Ringe etc. ablegen
- PSA anlegen (z. B. Einmalhandschuhe, Gesichtsmaske)
- Desinfektion

4.2 Absicherung und Lagebewertung

4.2.1 4-S-Regel

- **S**cene:
  - Einsatzstelle beurteilen → sichere Situation?
  - Anzahl der Patienten feststellen
- **S**afety:
  - Gefahren der Einsatzstelle?
    Für Sicherheit der Helfer, Patienten und anderer Personen sorgen
  - Kann Eigengefährdung vermieden werden?
    PSA nutzen
- **S**ituation: Was ist passiert?
  - Einschätzung der Situation
  - Situationsbedingtes Krankheitsbild/Verletzung bestimmen
  - Welche Materialien stehen zur Verfügung, welche nutze ich?
  - Ist die eigene Ausstattung für die Situation ausreichend/geeignet?
  - Welche Maßnahmen sind vor dem Transport zu ergreifen?
- **S**upport: Werden andere Fachdienste (Feuerwehr, THW, Wasserwacht, Bergwacht) benötigt?
  - Unterstützung durch weitere Kräfte prüfen
  - Ggf. weitere Fachdienste anfordern

4.3 Kontaktaufnahme

4.3.1 3-A-Regel

- **A**nsprechen
- **A**nschauen
- **A**nfassen

4.4 Wenn Patient ansprechbar

- Sich selbst vorstellen
- Patientennamen erfragen (um sich unterhalten zu können und wegen Protokoll)
- xABCDE-Schema (→ Kap. 5) und SAMPLER-Schema (→ Kap. 6) abarbeiten

4.5 Wenn Patient nicht ansprechbar

- xABCDE-Schema (→ Kap. 5) abarbeiten
- Wenn Atmung und Kreislauf vorhanden: stabile Seitenlage und Notruf absetzen
- Bei Atem- und Kreislaufstillstand Notruf absetzen und sofort Reanimation mit Einsatz des AED beginnen; zuvor ggf. kritische Blutung stillen (→ x-Problem!)

Erster Patientencheck nach Eintreffen an der Unfallstelle.

Exsanguination
Kritische/Starke Blutungen?
Als **Erstes** mit entsprechenden Verbänden stoppen.

Airway
- Ggf. Helmabnahme (dabei Kopf nicht nach vorn drücken!)
- Atemwege/Mundraum frei?
- Hörbare Atemnebengeräusche?
- Erst wenn Atemwege frei: Kopf überstrecken (auch in stabiler Seitenlage!)

Breathing
- 10 sec lang Atemkontrolle:
  - Atemfrequenz?
  - Atemzugvolumen?
  - Atemmuster?
- Zyanose? Sauerstoffsättigung prüfen (Pulsoxymetrie)
- Evtl. kontrolliert beatmen mittels Maske, Beutel und O_2-Gabe

Circulation
- Kreislauf vorhanden?
- Rekap-Zeit?
- Puls spürbar? Frequenz?
- Blutdruck?
- Hautfarbe?

Disability

- Ist der Patient ansprechbar? Wie orientiert?
- DMS (**D**urchblutung, **M**otorik, **S**ensorik) prüfen
- Neurologische Einschränkungen? → FAST-Schema (→ Kap. 19) abarbeiten
- Bewegungsfähigkeit, Verkrampfungen, Bewusstseinslage prüfen
- Pupillenreflex und -form, Blutzucker prüfen

Exposure

- Bodycheck: Erkunden von möglichen Verletzungen, Schmerzen?
- Wärmeerhalt
- Falls ansprechbar: SAMPLER-Schema (→ Kap. 6) abarbeiten

MERKE

Bei Problemen diese in genannter Reihenfolge beheben, dann erst zum nächsten Punkt gehen!

Beispiel: Beatmung ist bei kritischen Blutungen nicht zielführend → zuerst x-Problem lösen, dann die Folgepunkte A bis E angehen.

Patienten weiter überwachen und versorgen, bis Rettungsdienst übernimmt.

Zur weiteren Anamnese bei ansprechbaren Patienten oder Anwesenheit von Personen, die Auskunft geben können, SAMPLER-Schema anwenden.

Symptome

- Aktuelle Beschwerden, Schmerzbeschreibung
- Sichtbare Verletzungen/Störungen

Allergien

Auch scheinbar „unbedeutende" abfragen.

Medikamente

Welche wurden eingenommen oder nicht gemäß Verschreibung eingenommen?

Patientengeschichte

Vorerkrankungen, frühere Beschwerden.

Letzte Mahlzeit

Wann wurde was zuletzt gegessen und/oder getrunken?

Ereignis

Erinnerung an das Ereignis vor Notfall/Verletzung.

Risikofaktoren

Zum Beispiel Diabetes, Schwangerschaft, Rauchen, Drogen.
Patientenaussagen für Rettungsdienst und Notarzt protokollieren.

7.1 Dokumentation

Einsatzprotokoll (→ Abb. 7.1) mit Durchschlag ausfüllen.

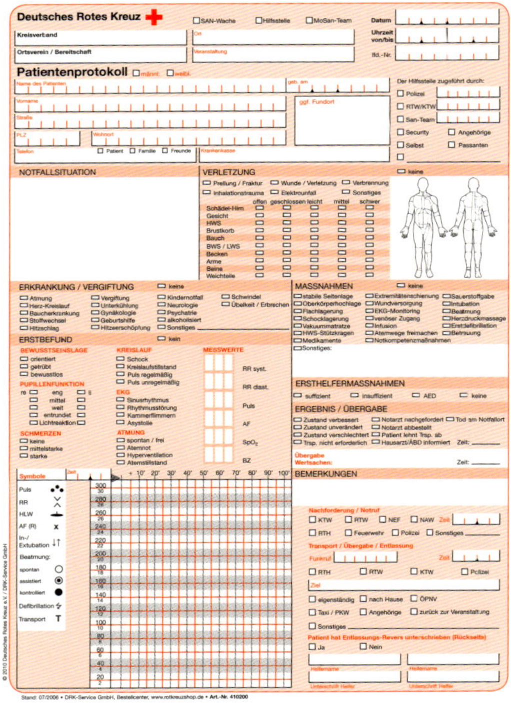

Abb. 7.1 Einsatzprotokoll des Deutschen Roten Kreuzes [W1113]

7.2 Einsatznachbereitung

- Material wieder einsatzbereit machen bzw. auffüllen
  - Sterilisation/Reinigung von Fahrzeug und Ausrüstung
  - Füllstatus der O_2-Flasche prüfen und ggf. nachfüllen
- Verbrauchsmaterial ersetzen
- Defektes Material austauschen und Defekte **sofort** melden

- Bei MANV-Lagen Patienten in Sichtungskategorien einteilen, um Prioritäten bei der Behandlung zu setzen
- Ggf. SEG-Behandlung beim Aufbau der StruPAL nach Bedarf unterstützen
- Sichtungskategorien (→ Abb. 8.1)

Kategorie	Farbe	Bedeutung und Maßnahmen
I	Rot	**akute, vitale Bedrohung** Sofortbehandlung notwendig
II	Gelb	**schwer verletzt/erkrankt** aufgeschobene Behandlungsdringlichkeit, Überwachung
III	Grün	**leicht verletzt/erkrankt** spätere (ggf. ambulante) Behandlung, ggf. psychische Betreuung
IV	Blau	**ohne Überlebenschance, sterbend** betreuende (abwartende) Behandlung, Sterbebegleitung
Ex	Schwarz	**tot** Kennzeichnung

Abb. 8.1 Einteilung in Sichtungskategorien [L311]

Sichere Todeszeichen:
- Leichenflecken
- Leichenstarre
- Verwesung
- Nicht mit dem Leben vereinbare Verletzungen

Ablauf der Triage → Abb. 8.2

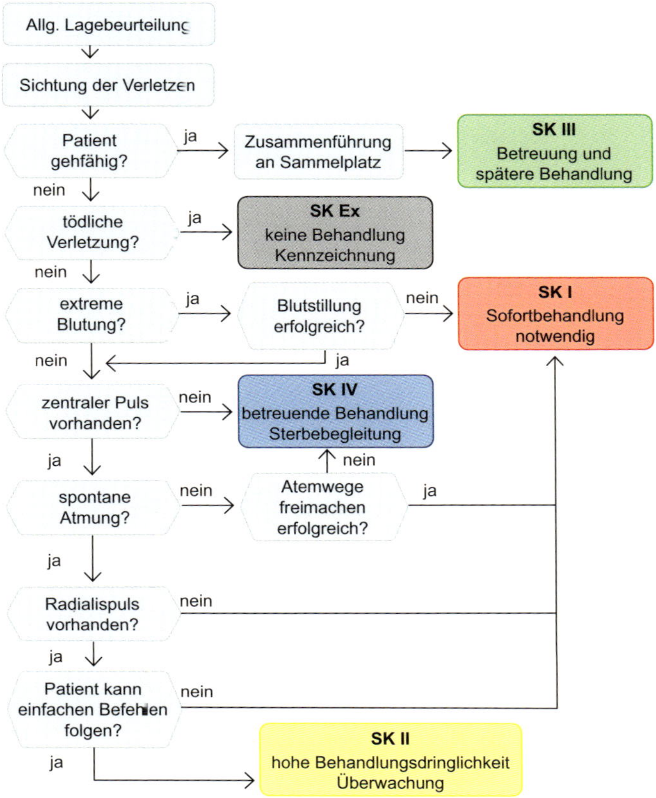

Abb. 8.2 Ablauf einer Triage [L311]

Ursachen für Wunden

- Thermische Einwirkungen (Hitze, Kälte)
- Mechanische Gewalt (stumpf/spitz)
- Chemische Stoffe
- Strahlen

Folgen von Verwundungen

- Gewebe- und Knochenschäden
- Blutungen, schwach bis pulsierend, bei Schürf-, Schnitt- und Platzwunden
- Brandblasen/Erfrierungen

Ziel der Wundversorgung

- Infektionsvermeidung
- Blutungsstillung
- Schmerzlinderung (z. B. durch Kühlung)

Maßnahmen bei Wundversorgung

- Schutzhandschuhe anziehen
- **Nicht** in Wunde fassen
- **Nicht** reinigen oder waschen, **kein** Wasser
- **Nur** bei Verätzungen und Bisswunden waschen
- **Keine** Salben, Puder etc., nicht desinfizieren
- Blasen nicht öffnen (macht Arzt), sondern steril ohne Druck verbinden
- Wunde steril abdecken und Verband anlegen
- Fremdkörper **nicht** herausziehen (Ausnahme: Allergene wie Bienenstachel mit Giftapparat, Zecken)
- Nach Impfschutz (Tetanus) fragen
- Patienten je nach Situation auf Arztbesuch hinweisen oder an RD übergeben

Material für Wundversorgung

- Kompresse (steril)
- Mullbinde (auf korrekte Handhabung achten, → Abb. 9.1)
- Wundschnellverband (Pflaster)
- Verbandpäckchen
- Schere

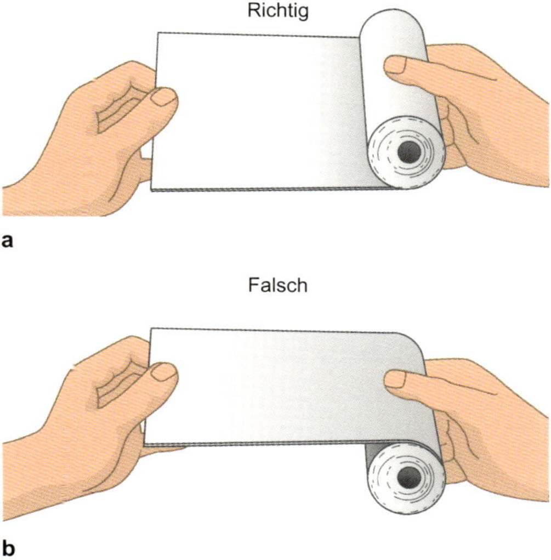

Abb. 9.1 Beim Anlegen einer Mullbinde kommt es auf die richtige Handhabung an: Die Binde ist so zu halten, dass man beim Abwickeln **in** die Rolle blickt (a). Bei falscher Handhabung lässt sich die Binde nicht gut abrollen (b) [L138]

Druckverband zur Stillung starker Blutungen

- Wunde steril abdecken
- Druckposter auflegen
- Fixieren von Wundauflage und Druckpolster und mit Mullbinde und mit notwendigem Druck verbinden (→ Abb. 9.2)
- Ggf. zweiten Druckverband darüberlegen, wenn Blutung nicht stoppt
- Bei großen, stark blutenden Verletzungen (z. B. Amputationsverletzungen) Tourniquet anlegen (→ Abb. 9.3)

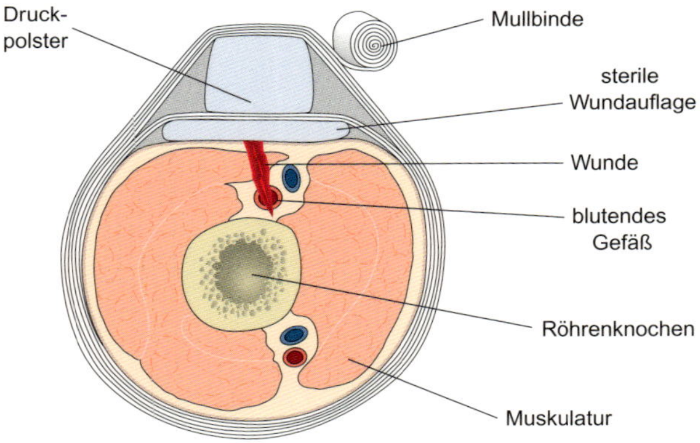

Abb. 9.2 Anlegen eines Druckverbands [L190]

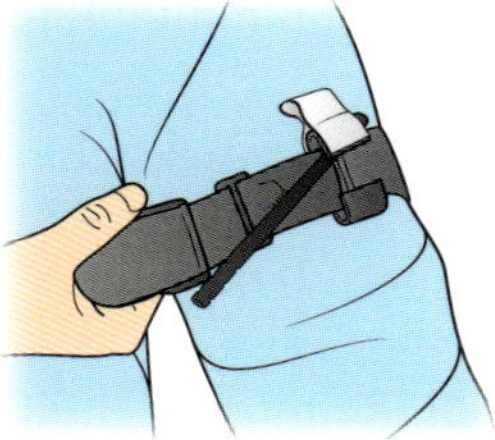

Abb. 9.3 Anlegen eines Tourniquets [E1259]

Kopfverband

- Je nach Wundlokalisation Kompresse mit Binde gemäß → Abb. 9.4 fixieren
- Bei langen Haaren Horizontalwickelung tief genug am Hinterkopf anlegen, damit Verband nicht nach oben wegrutscht

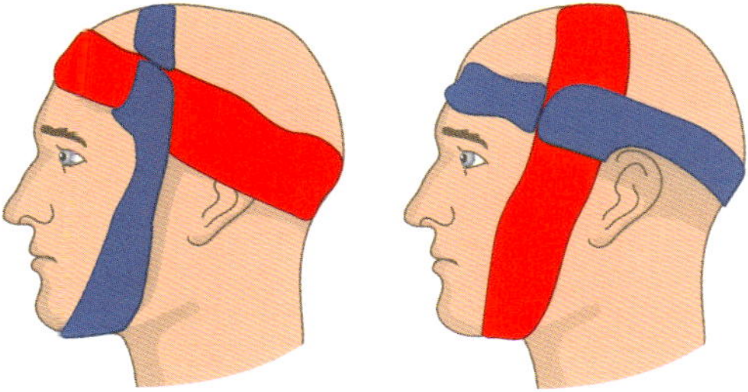

Abb. 9.4 Anlegen eines Kopfverbands. Binde horizontal oder vertikal ums Kinn wickeln (rot). Die Querwicklung (blau) verhindert Verrutschen [L138]

Augenverband

- Evtl. weiche (!) Auflage ohne Druck auf das verletzte Auge auflegen
- Immer **beide** Augen ohne Druck verbinden (→ Abb. 9.5)
- Patienten betreuen und nicht allein lassen (Körperkontakt, z. B. Hand halten)
- Patienten kontinuierlich über anstehende Maßnahmen informieren

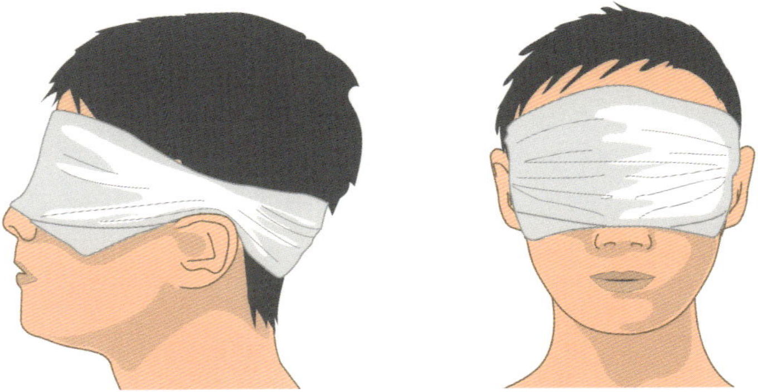

Abb. 9.5 Augenverband [L138]

Fingerverband

Auflegen der Kompresse und Binde um den Finger wickeln, dann um die Hand wickeln und Nachbarfinger ebenfalls umwickeln (→ Abb. 9.6).

Handverband

Auflegen der Kompresse und Binde kreuzweise über Handgelenk und Daumenlücke wickeln (→ Abb. 9.7).

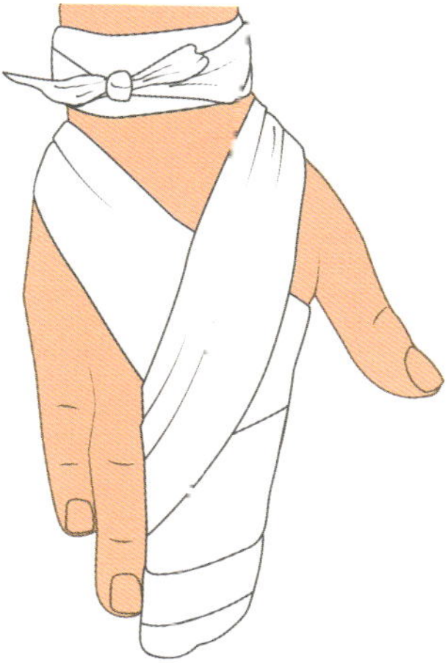

Abb. 9.6 Fingerverband [L138]

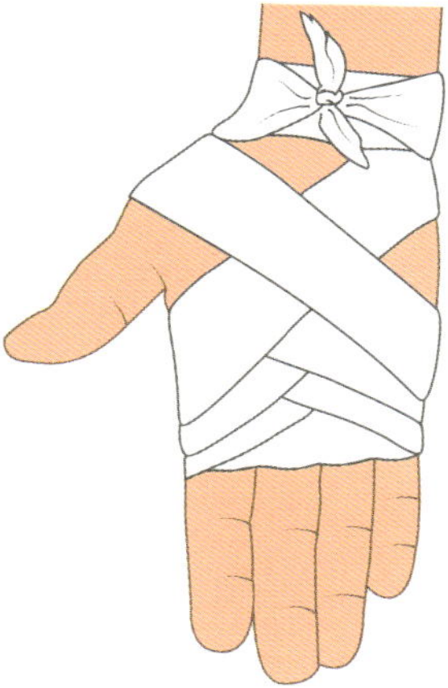

Abb. 9.7 Handverband [L138]

Fußverband

Nach Auflegen der Kompresse Binde in Achtertouren um Ferse, Achillessehne und Rist wickeln (→ Abb. 9.8).

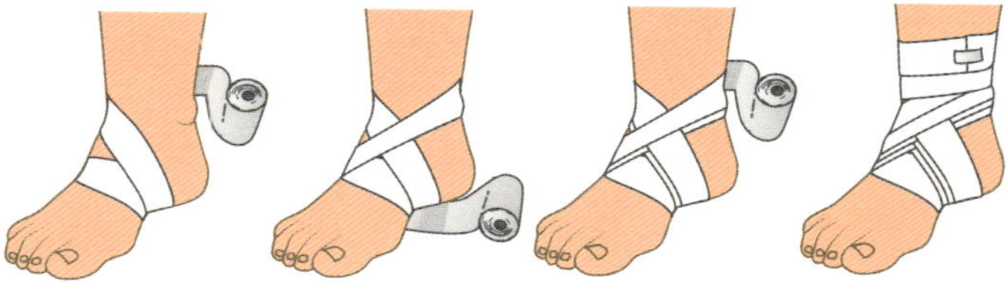

Abb. 9.8 Fußverband [L138]

Gelenkstabilisierung

Verletztes Gelenk mit Netzverband stabilisieren.

Schulter-Arm-Verband

Frakturen an Arm und Luxation der Schulter mit Dreiecktuch entlasten (→ Abb. 9.9).

Brandwunden

→ Kap. 24

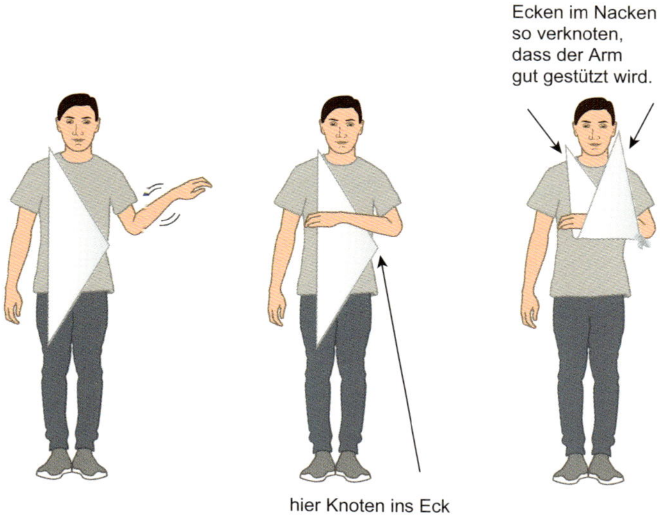

Abb. 9.9 Anlegen eines Schulter-Arm-Verbands [L138]

Ziel

Wiederherstellung lebenswichtiger Funktionen.

Prioritäten

- Herz-Lungen-Wiederbelebung (HLW) ist am wichtigsten! → Diese immer ausführen, auch wenn der 2. Helfer noch anderweitig (Beatmungshilfe, AED, Absaugbereitschaft) beschäftigt ist
- Bei Wasserrettung: 5 initiale Beatmungen mit O_2
- Bei Kindern/Säuglingen: 5 Initialbeatmungen und 15 × drücken
- Notruf absetzen

10.1 Defibrillation

- Person und Untergrund müssen trocken sein; Defibrillator (AED) nicht auf Booten oder leitenden Böden (z. B. Metall, Nässe) einsetzen!
- AED löst nur bei elektrischer Aktivität des Herzens aus (Kammerflimmern und pulslose ventrikuläre Tachykardie, PVT)
- Keine Auslösung bei normaler Aktivität und fehlender elektrischer Aktivität
- Anweisungen des AED befolgen

10.2 Ablauf der Reanimation

- Vor Eintreffen bei Patienten: Handschuhe anziehen (Eigenschutz!)
- Sicherheit des Fundorts feststellen bzw. herstellen
- 3-A-Regel: **A**nsprechen, **A**nsehen, **A**nfassen (= Kontaktaufnahme)
- Ggf. Platz schaffen oder Patienten auf freien Platz ziehen
- Ggf. starke Blutung stillen (**x**ABCDE)
- Atemwegskontrolle ohne Überstreckung (x**A**BCDE)
- Atemkontrolle (10 sec) mit Überstreckung (xA**B**CDE)
- Pulskontrolle (xAB**C**DE)

Bei Atmung stabile Seitenlage und Notruf.
Ohne Atmung und Puls sofort HLW und durch 1. Helfer kontinuierlich fortsetzen! 2. Helfer arbeitet parallel Folgepunkte ab (xA**BC**DE):

- Notruf
- Ggf. Initialbeatmungen bei Wasserrettung oder Kindern/Säuglingen
- Möglichst früh AED herrichten und anlegen (nicht bei Säuglingen und Kindern < 25 kg Körpergewicht)
- Absaugpumpe herrichten
- Beatmungsbeutel mit O_2-Flasche herrichten (15 l/min O_2) und Beutelreservoir füllen
- Beatmungsmaske mit C-Griff oder Doppel-C-Griff halten
- **Nach AED-Auslösung** HLW umgehend fortsetzen und beim Drücken abwechseln!
- Immer auf Patienten achten!!
- Fortlaufend 30 x drücken, 2 x beatmen
- Ggf. Rachen frei saugen
- Ggf. Guedeltubus legen oder Larynxmaske einführen
- Drücken/Beatmen fortsetzen, bis Notarzt eintrifft und Anweisungen gibt
- AED immer im Auge behalten und dessen Anweisungen befolgen
- Laufende Kommunikation zwischen Ersthelfern
- Laufend Vitalparameter prüfen
- Protokoll für Übergabe
- Übergabe an RD

Vitalparameter → Kap. 1

Ursachen

- Hyperventilation
- Asthma bronchiale
- Lungenödem (Blubbern und Rasseln in Lunge)
- Pneumothorax (abgeschwächtes Atemgeräusch)
- Brust- oder Lungenverletzung → Pneumothorax
- Muskellähmung
- Rippenfraktur/-prellung
- Fremdkörperaspiration
- Gifte

Symptome

- Unregelmäßiger Atemrhythmus
- Unregelmäßige (auch schwere) Atmung
- Ungewöhnliche Atemgeräusche
- Hyperventilation/Frequenz
- Zyanose
- Sichtbare Verletzungen am Thorax (z. B. Hämatom, Fremdkörper)
- Ausfluss von Blut aus Nase und/oder Mund
- Husten und nach Atem ringen bei Fremdkörperaspiration
- Erstickungsgefahr → Kap. 21

Maßnahmen

- Allgemeines Vorgehen:
  Zuerst Patienten-Check nach xABCDE-Schema (→ B-Problem!), dann SAMPLER-Schema abarbeiten
  - **A:** Atemwege kontrollieren; → Atemgeräusche?
  - **B:** Zyanose? → Atemfrequenz prüfen (gleichmäßige Atmung?) → O_2-Gabe

- **C:** Puls (Regelmäßigkeit? Frequenz? Stärke?), Blutdruck, Pulsoxymetrie
- **D:** Orientierung

- Atmung erleichtern, z. B. durch geeignetes Positionieren
- O_2-Gabe
- Notruf absetzen
- Blutdruck messen
- Patienten betreuen (reden, gemeinsames, „betreutes“ Atmen)
- Wärmeerhalt (wichtig!)

11.1 Beatmung

Allgemeines Vorgehen

- Atemwegskontrolle (→ A-Problem!)
- Beatmungsmaske und Beatmungsbeutel (mit Filter und Reservoir) verbinden
- Kopf überstrecken
- Beatmungsmaske aufsetzen (richtige Maskengröße beachten)
- Nicht zu schnell und nicht zu viel beatmen, damit Gas nicht in den Magen gedrückt wird
  Volumen pro Atemzug: Erwachsener ca. 0,5 l (→ Kap. 3)
- Beatmung (Klein-)Kind:
  - 5 Initialbeatmungen
  - Schnüffelstellung

MERKE

Beatmung klappt nicht richtig:

- Maske im Doppel-C-Griff halten
- Maskengröße prüfen
- Guedeltubus oder Larynxmaske einführen

Beatmung mit O_2

- Mit O_2-Brille: bis 4 l/min
- Mit O_2-Maske: ab 6 l/min
- Bei Hyperventilation: Maske **ohne** O_2 mit Tüte zur CO_2-Rückatmung (gemeinsames, „betreutes" Atmen)
- Nicht zu schnell und nicht zu viel beatmen, damit Gas nicht in den Magen gedrückt wird
  Volumen pro Atemzug: Erwachsener ca. 0,5 l (→ Kap. 3)
- Maske mit C-Griff oder Doppel-C-Griff halten
- Ggf. Beatmungshilfe (Guedeltubus, i-gel® Larynxmaske) verwenden

O_2-Flasche (in Notfallrucksack)

- Volumen der O_2-Flasche: 2 l
- Druck in voller O_2-Flasche: 200 bar
- Inhalt (wenn voll): 400 l
- **Inhalt der Flasche (l):** Flaschenvolumen x Druck in bar
  z. B.: 2 l × 200 bar = 400 l in Flasche (maximale Füllung)
- **Leerung der Flasche (l/min):** Füllstand der Flasche ÷ l/min
  z. B.: bei 400 l Füllung und 25 l/min für Beatmung → 16 min O_2 verfügbar

Beatmungsbeutel

- Vorn: Filter und Beatmungsmaske; dazwischen evtl. Tubusverlängerung („Gänsegurgel")
- Hinten: O_2-Reservoirbeutel mit Schlauch zur O_2-Flasche

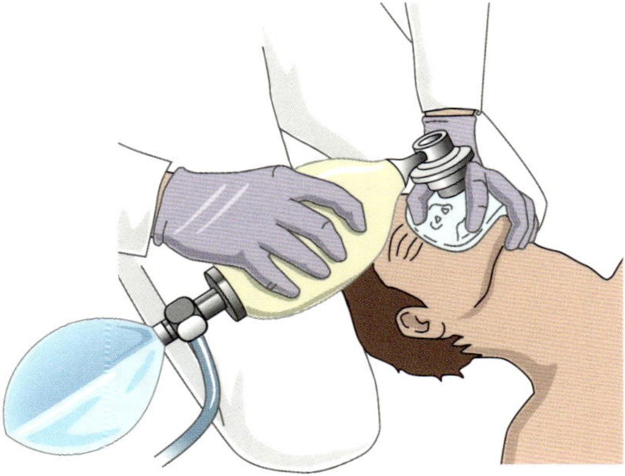

Abb. 11.1 Beatmungsbeutel mit Maske und Filter [L157]

11.2 Beatmungshilfen

Guedeltubus

Zur Reanimation und bei Bewusstlosigkeit.

- Dient zum leichteren Beatmen von bewusstlosen Personen
- Länge: Mundwinkel bis Ohrläppchen
- Mit Krümmung nach oben in den Rachen einführen, dann um 180° drehen
- Absaugbereitschaft sicherstellen

Larynxmaske (LMA)

Die Larynxmaske oder Kehlkopfmaske (Laryngeal Mask Airway, LMA), auch LAMA genannt, ist ein Mittel zum Offenhalten der Atemwege bei bewusstlosen Patienten, z. B. während einer Narkose. Das Einführen einer Magensonde ist damit relativ einfach möglich.

Intersurgical® i-gel® Larynxmaske

Larynxmaske mit Gleitgel, Magensonde, Beutel und Haltegurt.

Wendltubus (Nasopharyngealtubus)

Bei bewusstlosen Patienten mit Reaktion auf Schmerzreize und bewusstseinsgetrübten Patienten zur Schaffung einer Luftbrücke.

- Weicher Kunststofftubus, wird durch die Nase eingeführt (Ende oberhalb des Kehlkopfs!)
- Länge: Nasenspitze bis Ohrläppchen des Patienten
- Dicke: kleiner Finger des Patienten
- Mit Gleitgel bestreichen und drehend in die Nase einführen
- Bis kurz vor den Kehlkopf einführen (lautestes Atemgeräusch)
- Verhindert keine Aspiration → Absaugbereitschaft sicherstellen!

Demandventil

Holt nur bei Einatmung O_2 direkt aus Flasche, daher

- weniger O_2-Verbrauch und kein seitlicher Abfluss,
- 100%ige O_2-Konzentration in Beatmungsluft.

PEEP-Ventil (Positive End Expiratory Pressure)

- Nur auf ärztl. Anordnung und nur bei bewusstlosen Patienten anwenden!
- Anbringen auf Ausatemseite des Beatmungsventils des Geräts; kann für verschiedene Drücke eingestellt werden

- Verwendung z. B. bei:
  - Lungenödem; bei intubierten Patienten auf ärztl. Anweisung
  - Ertrinkungsunfall
  - Aspirationen
  - Reizgasvergiftungen
  - CO-Vergiftung
- **Nicht** anwenden bei:
  - Asthma
  - Herzinfarkt
  - Lungenverletzungen

Pulsoxymetrie

Zur Kontrolle und Überwachung der Sauerstoffsättigung im Blut.

- Gemessen wird O_2-Sättigung im Blut (→ Kap. 1.5) und Pulsfrequenz (→ Kap. 1.2)
- Fehlerquellen:
  - Dunkle Haut
  - Kalte Finger (Minderdurchblutung)
  - Nagellack (vor allem grün, schwarz, blau)
  - CO-Intoxikation
  - Gerätedefekt

MERKE

Nicht allein auf Geräte verlassen! Keine Technikgläubigkeit!

11.3 Asthma-Anfall

Symptome

- Luftnot
- Pfeifendes Atemgeräusch

Maßnahmen
- Patienten-Check nach xABCDE (→ B-Problem!) – nicht nach Ursache fragen!
- **B**-Problem: Atemfrequenz prüfen (gleichmäßig/tief?)
- Bei schwerer Atmung: 15 l O_2/min geben
- Atemerleichternde Haltung („Kutschersitz")
- Notruf absetzen
- **C**-Problem: Puls und Blutdruck messen
- **D**-Problem: Bei Situationsveränderung, z. B. Bewusstlosigkeit, xABCDE von vorn beginnen und ggf. stabile Seitenlage
- Wärmeerhalt
- Notfallmedikament muss Patient selber nehmen, darf auf Verlangen des Patienten nur angereicht werden

11.4 Hyperventilation

Symptome
- Herzfrequenz ↑
- Atemfrequenz > 30 AZ/min

Maßnahmen
- Patienten-Check nach xABCDE (→ B-Problem!)
- Gemeinsames Atmen mit Maske und Tüte ohne O_2 zur CO_2-Rückatmung
- Patienten beruhigen

11.5 Pneumothorax

Luft im Thorax außerhalb der Lunge.

Symptome
- Luftnot
- SpO_2 ↓
- Evtl. einseitige Atembewegungen

Maßnahmen

- Patienten-Check nach xABCDE (→ B-Problem!)
- Oberkörper erhöht positionieren
- Notruf absetzen
- O_2-Gabe
- Vitalparameter überwachen
- Wärmeerhalt
- Bei Situationsveränderung, z. B. Bewusstlosigkeit, xABCDE von vorn beginnen (→ D-Problem!)

11.6 Lungenödem

Wasser in der Lunge.

Symptome

- Luftnot
- Rasselndes Atemgeräusch
- Atemfrequenz ↑
- Puls ↑
- SpO_2 ↓, Zyanose

Maßnahmen

- Patienten-Check nach xABCDE (→ B-Problem!)
- Positionierung mit erhöhtem Oberkörper
- Hoch dosierte O_2-Gabe mit Maske
- Notruf absetzen
- Vitalparameter laufend überwachen
- Wärmeerhalt
- Bei Situationsveränderung z. B. Bewusstlosigkeit, xABCDE von vorn beginnen (→ D-Problem!)

11.7 Lungenembolie

Verschluss einer Lungenarterie.

Symptome

- Luftnot
- Puls ↑
- SpO_2 je nach betroffener Gefäßgröße normal oder ↓

Gefahr

Bei großem verschlossenem Gefäß Todesgefahr wegen Blutrückstau ins Herz.

Maßnahmen

- Patienten-Check nach xABCDE (→ B-Problem!)
- Patienten ruhig halten und mit erhöhtem Oberkörper sitzen lassen
- Notruf absetzen
- Laufend Vitalparameter überwachen

Funktionen des Bluts

- Transport von O_2 und Nährstoffen zu Zellen
- Abtransport von CO_2 zur Lunge und Stoffwechselprodukten zu Leber und Niere
- Regulation von Temperatur, Wassergehalt und Mineralien
- Abwehr von Krankheitserregern durch Leukozyten
- Verschluss von Wunden durch Blutgerinnung

Blutgefäße → Abb. 12.1

- **Arterien:** dickwandig, aber elastisch; führen vom Herzen weg
- **Venen:** dünnwandiger mit Klappen, führen zum Herzen hin (lat.: *venire* = kommen)
- **Kapillaren:** versorgen im Körper Organe und Gewebe mit Nährstoffen und O_2 und übernehmen CO_2 und Abfallprodukte; in Lunge Gasaustausch

Herz → Abb. 12.1

- **Linke Kammer** enthält **sauerstoffreiches** Blut, das zum Gehirn und in den Körper gepumpt wird.
- **Rechte Kammer** enthält **sauerstoffarmes** Blut, das zur Lunge gepumpt wird.
- Als Ventile, die den Blutfluss in eine Richtung garantieren, befinden sich zwischen Vorhöfen und Hauptkammern Segelklappen und beim Ausgang von den Hauptkammern zu den Arterien Taschenklappen.
- Endokard (Herzinnenhaut).
- Myokard (Herzmuskel).
- Epikard (Herzaußenhaut).
- Koronararterien und -venen sind die Herzkranzgefäße, die den Herzmuskel versorgen.

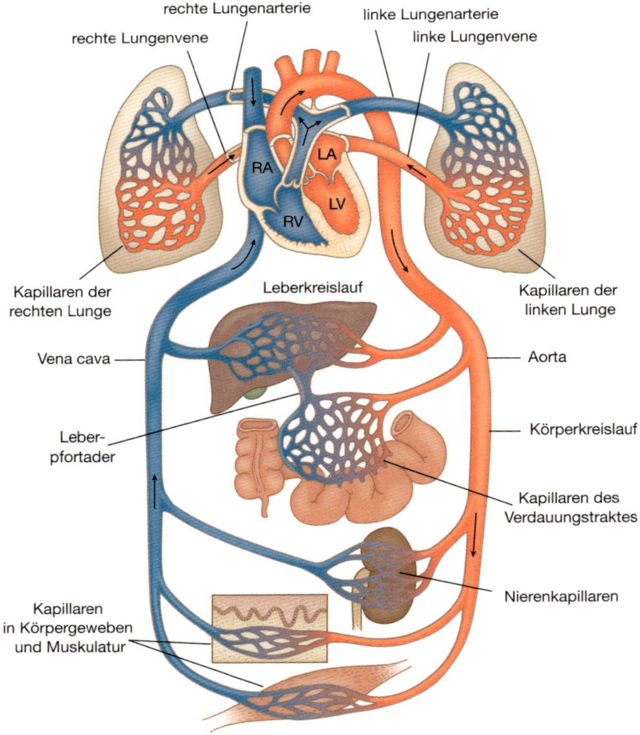

Abb. 12.1 Herz-Kreislauf-System [G613-001]

Herzbewegungen

- **Systole** (Kontraktion): Dabei sind die Segelklappen geschlossen und die Taschenklappen geöffnet, damit Blut von der Hauptkammer in die Arterien fließt.
- **Diastole:** Entspannung. Dabei sind die Segelklappen geöffnet und die Taschenklappen geschlossen, damit Blut durch die Venen über den Vorhof in die Hauptkammer fließt.

12.1 Hypertonie (Bluthochdruck)

Symptome

- RR: ca. $\geq$ 140/90 mmHg
- Enge- und Druckgefühl in der Brust
- Kopfschmerz
- Roter Kopf
- Schwindel

Ursachen

- Medikamente
- Alter, Anstrengung, Stress
- Diabetes
- Adipositas, Rauchen
- Schmerzen

Maßnahmen

- Aufrechte Positionierung
- O_2-Gabe nur wenn nötig
- Pulsoxymetrie und Blutdruckmessung
- Notruf absetzen
- Patienten beruhigen
- Laufendes Monitoring

12.2 Hypotonie (niedriger Blutdruck)

Symptome

- RR: < 90 mmHg systolisch
- Ruhiges Verhalten
- Kaltschweißigkeit
- Schwindel
- Kurzzeitige Bewusstlosigkeit (Synkope)

Ursachen

- Blutverlust
- Gefäßerweiterung

Maßnahmen

- Patienten hinlegen lassen und Beine erhöht positionieren
- O_2-Gabe nur wenn nötig
- Reanimationsbereitschaft herstellen
- Laufendes Monitoring
- Notruf absetzen, wenn Reanimation notwendig wird

12.3 Akute Gefäßverschlüsse

Arterieller Verschluss

Symptome: akuter Schmerz, Sensibilitätsstörung, bleich, kalt, Rekap langsam, kein Puls unterhalb des Verschlusses fühlbar
Maßnahmen: Extremität hängen lassen bzw. tief positionieren, warm halten, aber nicht wärmen, Notruf absetzen

Venöser Verschluss

Symptome: rot bis blau, dick, warm, Spannungsgefühl, Schmerz
Maßnahmen: Extremität erhöht positionieren, Notruf absetzen, da Emboliegefahr mit Atemnot!

12.4 Akutes Koronarsyndrom (Herzinfarkt und instabile Angina pectoris)

Symptome

- Brustschmerz (ausstrahlender „Vernichtungsschmerz“)
- Atemnot
- Erbrechen
- Blässe und Kaltschweißigkeit
- Bewusstlosigkeit möglich (→ Reanimation!)

Maßnahmen

- Laufendes Vitalmonitoring (Puls, Blutdruck)
- Oberkörper entlastend erhöht positionieren, Patienten nicht bewegen, beruhigen
- Notruf absetzen
- Infusion nach notärztlicher Anweisung vorbereiten

12.5 Herzinsuffizienz

Symptome

- Herzschlag ↑ schon bei leichter Anstrengung
- Brodelnder Atem (Ödeme in Lunge/Beinen)

Ursachen

- Übergewicht
- Ungesunde Ernährung
- Rauchen
- Fehlende Bewegung
- Alter
- Frühere Infarkte
- Chronischer Bluthochdruck

Maßnahmen

- O_2 geben und Oberkörper erhöht positionieren
- Notruf absetzen
- Wärmeerhalt

12.6 Herzrhythmusstörungen

Symptome

- Unregelmäßiger Puls („Herzstolpern“)
- Kann mit Synkope einhergehen (→ C-Problem!)

Maßnahmen

Vitalparameter laufend prüfen und ggf. Notruf absetzen.

Rettung: Abwehren eines lebensbedrohlichen Zustands, lebensrettende Maßnahmen, Entfernen aus unmittelbarer Gefahr
Bergung: nur von Leichen, Tieren, Sachgegenständen
Transport: Verbringung von Unfallort zu Sanitätsstation oder Klinik

13.1 Ablauf der Traumabehandlung

Situationsanalyse nach 4-S-Schema

- Bei Eintreffen an Unfallstelle Ersteinschätzung der Gesamtsituation nach 4-S-Regel (→ Kap. 4.2.1)
- Nach Ersteinschätzung und Patientenkontakt Notruf mit Verdachtsdiagnose absetzen

Patientencheck nach xABCDE

- E**x**sanguination
  - Kritische/Starke Blutung stillen (Druckverband, ggf. Tourniquet)
- **A**irway
  - Ggf. Helmabnahme (dabei Kopf **nicht** nach vorn drücken!)
  - Atemwege/Mundraum prüfen und ggf. frei machen
  - Hörbare Atemnebengeräusche?
- **B**reathing
  - Atemkontrolle
  - Bei schwerem Trauma O_2-Gabe und Absaugbereitschaft herstellen (montierte Pumpe!)
  - Ggf. HWS-Immobilisation (Stifneck anlegen)
- **C**irculation
  - Puls
  - Rekap-Zeit
  - Blutdruck
- **D**isability
  - Patient ansprechbar? Wie orientiert?
  - Pupillenreflex und -form

- **E**xposure
  - Unfallmechanismus?
  - Bodycheck (Erkunden von Kopf, HWS, Körperstamm, Gliedmaßen) nach DMS-Schema:
    - Durchblutung (Rekap)
    - Motorik (Bewegung möglich?)
    - Sensorik (Wird etwas gespürt? Schmerzen?)
  - Immobilisation und achsengerechte Positionierung
  - Fraktur- und Wundversorgung
  - Wärmeerhalt

Erweiterte Anamnese nach SAMPLER

Wenn Patient bei Bewusstsein und ansprechbar, erweiterte Patientenbefragung (Anamnese) nach SAMPLER-Schema (→ Kap. 6)

Patientenübergabe

- Übergabe des Patienten
- Unterstützung des RD
- Hilfe beim Beladen des Fahrzeugs
- Dokumentation, Einsatznachbereitung (→ Kap. 7)

13.2 Pupillenkontrolle

MERKE
Nur zugelassene Pupillenleuchte verwenden!

- Patienten über Maßnahme informieren (Fragen: Glasauge, Medikamente, Augen-OP, Vorerkrankung?)
- Pupillen zunächst ohne Lampe ansehen: Gleich groß? Groß? Klein? Abnorme Form? (Entrundung bei starker Hirnschädigung)

- Pupillen nacheinander mit Abschirmung anleuchten: schnelle/langsame Reaktion?
  - Verlangsamte Reaktion → Unterversorgung des Gehirns mit O_2 oder Intoxikation
  - Unterschiedliche Reaktion → Hirnschaden
  - Kleine Pupillen → Drogen oder Vergiftung (**Achtung:** bei Belladonna sehr große Pupillen!)
- Bei Verdacht auf Hirnschaden oder Intoxikation Notruf absetzen

13.3 Frakturen

Symptome

- Sichere Frakturzeichen:
  - Sichtbare Knochenteile
  - Fehlstellung
  - Krepitation (Knirschen)
- Unsichere Frakturzeichen:
  - Schwellung
  - Schmerzen
  - Hämatom
  - Blutungen
- DMS-Störung (Durchblutung, Motorik, Sensorik)

Gefahren

- Fettembolie
- Innere Blutungen

Maßnahmen

- Schienung über 2 Gelenke und DMS-Kontrolle
- Bei Frakturen und Luxationen nichts essen/trinken lassen, da evtl. spätere Narkose notwendig ist (Einrenken ist Aufgabe des Arztes)

13.4 Schädelbasisbruch und Gesichtsverletzungen

Symptome

- Blutung im Gesicht, am Schädel und aus Mund, Nase, Ohren
- Einblutung in Augenhöhlen (Brillenhämatom)
- Schwellungen
- Deformation
- Schmerz
- Ggf. Bewusstseinstrübung

Gefahren

- Bewusstlosigkeit
- Atemstörungen
- Infektionsgefahr
- Herz-Kreislauf-Stillstand

Maßnahmen

- Vitalfunktionen kontrollieren
- Blutungen aus Körperöffnungen abfließen lassen
- Wundversorgung
- Achsengerechte Positionierung
- Notruf absetzen

13.5 Verletzungen der Wirbelsäule

Symptome

- Schmerzen im Rückenbereich
- Evtl. eingeschränkte Sensorik und Motorik (Prüfung nach DMS-Schema)

Gefahren

Querschnittlähmung

Maßnahmen

- Notruf absetzen
- Achsengerechte Positionierung und Immobilisation (Vakuum-matratze)
- Vitalparameter überwachen

13.6 Verletzungen des Beckens

Symptome

- Schmerzen im Beckenbereich
- Abnorme Beweglichkeit im Becken
- Blutdruck ↓

Gefahren

Starke innere Blutungen → Schockgefahr.

Maßnahmen

- Notruf absetzen
- Immobilisation (Vakuummatratze)
- Vitalparameter überwachen

13.7 Gehirnerschütterung

Symptome

- Erinnerungslücke und Orientierungslosigkeit
- Übelkeit/Erbrechen, Kopfschmerzen
- Evtl. kurze Bewusstlosigkeit
- Ggf. Verletzungen am Kopf

Gefahren

- Symptomfreies Intervall zwischen primärer und sekundärer Bewusstlosigkeit
- Störung der Vitalfunktionen

Maßnahmen

- Ruhe bewahren
- Notruf absetzen
- Nach Patientenwunsch positionieren (ca. um 30° erhöhter Oberkörper)
- Wärmeerhalt
- Ggf. Wundversorgung
- Betreuung
- Vitalfunktionen überwachen (Pupillenkontrolle)
- SAMPLER-Schema (→ Kap. 6) abarbeiten (Blutverdünner!)

13.8 Schädel-Hirn-Trauma (SHT)

Symptome

- Wie bei Gehirnerschütterung
- Zusätzlich Bewusstlosigkeit > 10 min (je nach Schwere des SHT auch > 60 min)

Maßnahmen

- Notruf absetzen
- Stabile Seitenlage
- Absaugbereitschaft
- Vitalparameter überwachen

13.9 Amputationsverletzungen

Symptome

- Körperteil ganz oder nahezu abgetrennt
- Starke Blutung

Gefahren

Starker Blutverlust → Schockgefahr.

Maßnahmen

- Notruf absetzen
- Blutung stillen und Wunde keimfrei abdecken
- Ggf. Tourniquet anlegen (→ Kap. 9)
- Amputat sicherstellen und kühl und steril aufbewahren

13.10 Polytrauma

Symptome

Viele Verletzungen, davon mindestens eine lebensbedrohliche.

Gefahren

- Übersehen einzelner Verletzungen
- Diagnose bei bewusstlosen Personen schwer, da keine Schmerzkontrolle möglich

Maßnahmen

- Rettung aus unmittelbarer Gefahr
- Notruf abesetzen
- xABCDE-Schema abarbeiten
- Bodycheck (dazu entkleiden, um Verletzungen/Hämatome etc. zu sehen)
- Atemwege und Atmung laufend überwachen
- Immobilisation (z. B. Vakuummatratze)
- O_2-Gabe
- Positionierung auf Vakuummatratze (über Schaufeltrage), bei Bauchverletzung mit leicht angewinkelten Beinen

14.1 Akuter Bauch

Plötzlich auftretende Notfälle, denen eine Erkrankung oder Verletzung des Bauchraums oder der Bauchorgane zugrunde liegt.

Symptome

- Starke Schmerzen im Bauchraum
- Schonhaltung mit angezogenen Knien (Entspannung der Bauchmuskeln)
- Angespannte Bauchdecke
- Übelkeit, Erbrechen
- Schock (Blutdruck ↓, Herzfrequenz ↑, blass, kaltschweißig)
- Bei Gewalteinwirkung Hämatome, sichtbare Wunden

Ursachen

- Erkrankungen: akute Entzündungen, z. B. Appendix („Blinddarm"), Nieren
- Koliken (Nieren, Gallenblase)
- Geschwüre (Magen, Darm)
- Verletzungen: stumpf und spitz; Ruptur von Leber oder Milz; Darm- oder Gefäßverletzungen etc.

Maßnahmen

- Patienten beruhigen und betreuen
- Positionierung in Schonhaltung; bei Atemnot mit leicht erhöhtem Oberkörper
- O_2-Gabe mit Maske
- Wärmeerhalt mit Decke
- Nicht essen/trinken lassen! (wegen evtl. erforderlicher Narkose)
- Notruf absetzen
- Vitalparameter laufend überwachen
- Unterstützung bei Erbrechen

14.2 Gynäkologische Notfälle

Symptome

- Ähnlich wie bei akutem Bauch
- Blutungen
- Bei Schwangerschaft ggf. Abgang von Fruchtwasser

Gefahren

- Lebensgefahr für Mutter (Herz-Kreislauf-Versagen) und ungeborenes Kind
- Bleibende Schäden beim Kind

Maßnahmen

- SAMPLER-Schema (→ Kap. 6) abarbeiten (→ R-Problem!)
- Bei Geburtskomplikationen Notruf absetzen
- Positionierung linksseitig
- O_2-Gabe 4–6 l/min
- Patientin betreuen und beruhigen

Plötzlich auftretende Kreislaufinsuffizienz infolge einer akuten Verminderung des venösen Rückflusses.

Ursachen

- Langes Stehen
- Erschrecken
- Plötzliche Schmerzen
- Kreislaufschwäche bei Erkrankungen
- Aufenthalt in Hitze und Schwüle (evtl. ohne Sonnenschutz)
- Dehydrierung (zu geringe Trinkmenge)

Symptome

- Zittern und Schwächegefühl
- Schwindel
- Frösteln
- Kalte und blasse Haut
- Blutdruck ↓
- Bewusstseinsstörung (Bewusstlosigkeit > 1 min, Erwachen bei waagerechter Positionierung)
- Innere Unruhe
- Bradykardie (Puls < 60 Schläge/min)

Gefahren

- Verletzung bei Sturz
- Schock
- Bewusstlosigkeit
- Atem- und Kreislaufstillstand

Maßnahmen

- Bewusstseinskontrolle (3-A-Regel, → Kap. 4.3.1)
- xABCDE- (→ Kap. 5) und SAMPLER-Schema (→ Kap. 6) abarbeiten
- Patienten beruhigen
- Notruf absetzen
- Patienten flach positionieren mit Wärmeerhalt (Decke)
- Betreuung und Monitoring (Blutdruck, Puls, Blutzucker)
- O_2-Gabe
- Ggf. Infusion auf ärztliche Anweisung vorbereiten

Missverhältnis zwischen der im Kreislauf zirkulierenden Blutmenge und dem benötigten Blutvolumen; daher Minderversorgung der peripheren Gefäße mit der dadurch eingehenden O_2-Unterversorgung im Gewebe.

MERKE

Allgemeine Schockzeichen

- Blässe
- Puls ↑
- Blutdruck ↓
- Kaltschweißigkeit
- Zittern/Frieren
- Unruhe
- Ggf. Bewusstseinseintrübung

16.1 Allergischer (anaphylaktischer) Schock

Ursachen

- Kontaktallergene
- Insektengift
- Medikamente und Nahrungsmittel mit allergischem Potenzial

Symptome

- Schwellung der Schleimhäute → Schnupfen, tränende Augen
- Schwindel
- Schluck- und Sprachbeschwerden
- Atemnot
- Herzrasen
- Juckreiz und Rötungen am ganzen Körper
- Übelkeit und Darmbeschwerden

Gefahren

- Bewusstlosigkeit
- Kreislaufstillstand

Maßnahmen

- Situation erfassen, mögliche Gefahren für Helfer und Patienten beseitigen
- Flachpositionierung
- xABCDE- (→ Kap. 5) und SAMPLER-Schema (→ Kap. 6) abarbeiten
- O_2-Gabe
- Betreuung
- Vitalparameter laufend überwachen
- Wärmeerhalt
- Notruf absetzen

16.2 Kardiogener Schock (Herz)

Ursachen

- Herzinfarkt
- Herzklappenerkrankungen
- Intrakavitäre oder extrakardiale Flussbehinderungen

Symptome

- Allgemeine Schockzeichen: s. oben
- Besondere Schockzeichen: wie bei Herzinfarkt (→ Kap. 12.4)

Gefahren

- Bewusstlosigkeit
- Kreislaufstillstand

Maßnahmen

- Patienten mit erhöhtem Oberkörper bequem positionieren
- Patienten beruhigen und enge Kleidung öffnen

- O_2-Gabe (4–6 l/min)
- Notruf absetzen

MERKE

Bei Verdacht auf einen kardiogenen Schock Patienten **nicht** flach oder in Schocklage positionieren!

16.3 Neurogener Schock (Nervensystem)

Ursachen

- Verletzung des Rückenmarks
- Schädel-Hirn-Verletzungen

Symptome

- Allgemeine Schockzeichen s. oben
- Besondere Schockzeichen:
  - Wirbelsäulentrauma aufgrund der Unfallsituation
  - Gefühlsstörungen an Armen und Beinen
  - Unkontrollierter Abgang von Urin/Stuhl

Maßnahmen

- Situation erfassen, mögliche Gefahren für Helfer und Patienten beseitigen
- xABCDE-Schema (→ Kap. 5) abarbeiten
- Körper mit Vakuummatratze fixieren, Körperbewegungen vermeiden
- Kopf mit Stifneck stabilisieren
- Schocklage
- O_2-Gabe
- Patienten betreuen und Vitalparameter laufend überwachen
- Wärmeerhalt
- Notruf absetzen

16.4 Hypovolämischer Schock (Volumenmangel)

Ursachen

Blutverlust nach innen und/oder außen.

Symptome

Allgemeine Schockzeichen (s. oben).

Gefahren

- Bewusstlosigkeit
- Kreislaufstillstand

Maßnahmen

- Situation erfassen und mögliche Gefahren für Helfer und Patienten beseitigen
- Patienten flach positionieren
- xABCDE-Schema (→ Kap. 5) abarbeiten
- O_2-Gabe
- Patienten betreuen
- Vitalparameter laufend überwachen
- Wärmeerhalt
- Notruf absetzen

Ursachen

- Genetische Veranlagung
- Schädel-Hirn-Trauma
- Hirnerkrankungen
- Alkohol-/Drogenmissbrauch
- Bei photosensitiver Epilepsie: flackernde starke Lichtreize (z. B. in Disco oder bei Videospielen)
- Schlafmangel und Stress

Symptome

- Bewusstseinstrübung
- Krampfanfall
- Evtl. Serie von Krampfanfällen mit zwischenzeitlicher Bewusstlosigkeit

Gefahren

- Verletzungsgefahr für Patienten durch Kollision mit Gegenständen
- Verletzungsgefahr für Ersthelfer durch Krampfbewegungen des Patienten und umfallende Gegenstände

Maßnahmen

- Entfernen von Gegenständen (Möbeln, Bodenvasen etc.) im Umfeld des Patienten
- Sicherheitsabstand zu Patienten während Krampfphase halten
- Notruf absetzen
- Nach der Krampfphase:
  - Stabile Seitenlage bei Bewusstlosigkeit
  - Vitalparameter überwachen
  - Nach Verletzungen suchen

Ursachen

- Insektengifte
- Medikamente
- Nahrungsmittel
- Sonstige Substanzen/Kontaktallergene (Pollen, Pflanzen etc.)

Symptome

- Hautveränderungen (Juckreiz, Rötung, Bläschenbildung)
- Laufende Nase, tränende Augen
- Akute Atemnot (durch Anschwellen der Schleimhäute)
- Ödeme
- Schockzeichen bei starker Ausprägung

Gefahren

- Anaphylaktischer Schock (→ Kap. 16.1)
- Bewusstlosigkeit
- Herz-Kreislauf-Stillstand

Maßnahmen

- xABCDE-Schema (→ Kap. 5) abarbeiten
- Auslöser (z. B. Bienenstachel mit Giftapparat) entfernen und Eintrittsstelle steril abdecken
- Patienten nach Wunsch positionieren
- Notruf absetzen
- O_2-Gabe 4–6 l/min
- Vitalparameter überwachen
- Ggf. Patienten Notfallset anreichen
- Ggf. anaphylaktischen Schock behandeln (→ Kap. 16.1)

Insektenstich im Mund-Rachen-Raum

→ Kap. 21

Plötzlich eintretendes neurologisches Defizit durch O_2-Minderversorgung eines Teils des Gehirns aufgrund von Funktionsausfällen durch Gefäßverschluss oder Riss einer Gehirnarterie.

Ursachen

- In 80 % der Fälle: arterielle Durchblutungsstörung (meist Embolie)
- In 20 % der Fälle: intrazerebrale Blutung

Symptome

- Sehstörungen
- Sprach- und Sprachverständnisstörungen
- Lähmungen (Körperhälfte, Extremitäten, Gesicht)
- Taubheit (Gefühllosigkeit)
- Schwindel und Gangunsicherheit
- Kopfschmerzen und ggf. Nackensteifigkeit

Gefahren

- Bewusstlosigkeit
- Atem- und Kreislaufstillstand

Maßnahmen

MERKE

Bei einem Schlaganfall ist die rasche ärztliche Versorgung sehr wichtig. **Time is Brain!**

- xABCDE-Schema (→ Kap. 5) abarbeiten und Fremdanamnese (Vorerkrankungen) einholen
- Notruf absetzen
- Oberkörper erhöht positionieren und Absaugbereitschaft herstellen
- Gelähmte Gliedmaßen abpolstern

- Wärmeerhalt
- Patienten nicht essen/trinken lassen
- O_2-Gabe
- SAMPLER-Schema (→ Kap. 6) abarbeiten
- Monitoring und Betreuung

FAST-SCHEMA

Zur Abfrage der Symptome (S des SAMPLER-Schemas)

F Face (Lähmungen?)

A Arms (Beweglichkeit?)

S Speach (Sprache/Sprachverständnis?)

T Time (räumlich/zeitlich orientiert?)

Giftaufnahme über Atemwege, Haut, Schleimhäute, Wunden, Verdauungswege möglich.

Symptome

- Übelkeit, Erbrechen, Durchfall
- Stuhlveränderung
- Bauchschmerzen
- Krämpfe
- Atem-/Kreislaufbeschwerden
- Bewusstseinsstörungen bis Bewusstlosigkeit
- Schwindel

Je nach Giftstoff können die Symptome unterschiedlich sein!

Gefahren

- Bewusstlosigkeit
- Atemstillstand
- Kreislaufstillstand
- Organschädigungen
- Tod

Maßnahmen

- Für **Eigenschutz** sorgen (Gefahr durch Kontaktgifte, toxische Umgebung, Radioaktivität, Explosionsrisiko)
- Vitalparameter überwachen
- Notruf absetzen
- Wärmeerhalt
- Laufendes Monitoring
- O_2-Gabe
- Erbrechen **nicht** auslösen, aber ggf. dabei unterstützen
- Erbrochenes für Diagnose aufbewahren (wichtig z. B. bei Pilzvergiftung → L aus SAMPLER [letzte Mahlzeit]!)

- Bei äußerlicher Chemikalieneinwirkung kontaminierte Körperstellen mit viel Leitungswasser auswaschen
- Tierbisswunden mit Leitungswasser auswaschen wegen Infektionsgefahr
- Augenverätzungen gut spülen und **beide** Augen locker verbinden (→ Kap. 9). Patienten nicht allein lassen und laufend über anstehende Maßnahmen informieren.

Giftnotruf: *hier regionale Giftnotruf-Nummer hier eintragen*

Giftnotrufzentralen in Deutschland:
www.bvl.bund.de/DE/Home/home_node.html

Vergiftungsinformationszentrale Österreich:
https://goeg.at/Vergiftungsinformation

Tox Info Suisse:
www.toxinfo.ch

Ursachen

- Fremdkörperinhalation
- Schwellung in Mund- und Rachenraum (z. B. durch Insektenstich)
- Ertrinken

Symptome

- Starker Husten
- Große Atemnot
- Ringen nach Luft
- Pfeifendes Atemgeräusch
- Blau- und Rotverfärbung des Gesichts

Gefahr

Tod durch Ersticken

Maßnahmen

- **Person ist ansprechbar:**
  - Auffordern, kräftig zu husten
  - Betreuen und beruhigen
  - Notruf absetzen bei ausbleibendem Erfolg
- **Person kann weder sprechen noch husten, Atmung ist eingeschränkt:**
  - Oberkörper nach vorn beugen, ggf. über eine Stuhl-/Sessellehne, und mehrmals mit der Hand zwischen die Schulterblätter schlagen, um Fremdkörper zu entfernen (→ Abb. 21.1a)
  - Notruf absetzen bei ausbleibendem Erfolg

- **Bei akuter Erstickungsgefahr:**
  - Heimlich-Griff bis 5 × anwenden (Oberbauchkompression, → Abb. 21.1b)
  - Mehrmalige Schläge zwischen Schulterblätter und Oberbauchkompression im Wechsel
  - Notruf absetzen
  - Bei beginnender Bewusstlosigkeit HLW

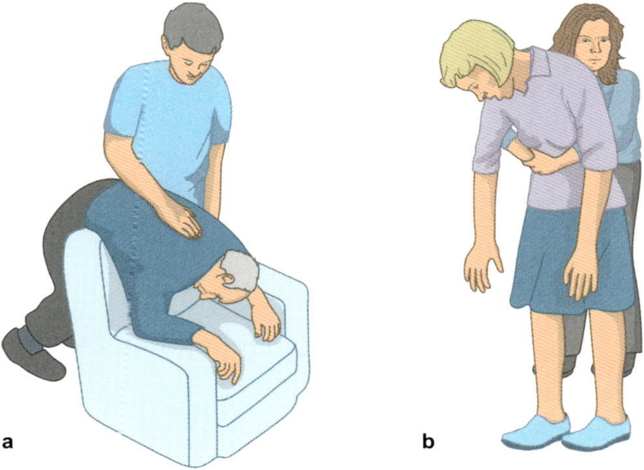

Abb. 21.1 Aspirierte Fremdkörper können auf zwei Arten entfernt werden: a) durch Schläge zwischen die Schulterblätter bei nach vorn gebeugtem Oberkörper oder b) durch den Heimlichgriff (Oberbauchkompression) [L138]

- **Insektenstich in Mund- und Rachenraum:**
  - Sofort Kaltes zu essen oder trinken geben, um Schwellungen und Atemnot zu reduzieren
  - Kühlenden Umschlag/Kompresse (Coolpack) um den Hals legen
  - Umgehend Notruf absetzen
  - Person überwachen und betreuen
- **Ertrinkende Person:**
  - Bei Bewusstlosigkeit ohne Atmung 5 Initialbeatmungen
  - HLW
  - Notruf absetzen
  - Wärmeerhalt

Gefahren

- Weitere Abkühlung
- Bewusstlosigkeit
- Atemstillstand
- Kreislaufstillstand
- Bergungstod (→ Person so wenig wie möglich bewegen!)

22.1 Leichte Unterkühlung

Symptome

- Körpertemperatur 32–37 °C
- Kalte, blasse Haut
- Psychische Erregung
- Muskelzittern (Warmzittern)
- Puls ↑
- Schmerzen an Händen, Füßen und Knien

Maßnahmen

- Warme, gezuckerte Getränke verabreichen
- Person vorsichtig erwärmen (Rettungsfolie oder Decke)
- Ggf. Notruf absetzen

MERKE

Zum „Aufwärmen" niemals Alkohol verabreichen!

22.2 Schwere Unterkühlung

Symptome

- Körpertemperatur < 32 °C
- Kalte, blasse Haut
- Bewusstseinseintrübung
- Zunehmende Muskelstarre
- Oberflächliche, unregelmäßige Atmung
- Langsamer, unregelmäßiger Puls
- Blutdruck ↓

Maßnahmen

- Notruf absetzen
- Person langsam erwärmen
- Rettungsvorgang in horizontaler Lage durchführen
- Person so wenig wie möglich bewegen und nicht entkleiden
- Reanimation bei Herz-Kreislauf-Stillstand

Generelle Maßnahmen

- Person in den Schatten (kühlen Bereich) bringen
- Bei Bewusstlosigkeit stabile Seitenlage
- Ggf. HLW
- Ggf. Notruf absetzen

23.1 Hitzeerschöpfung

Maßnahme

Person mit leicht erhöhtem Kopf und erhöhten Beinen positionieren.

23.2 Sonnenstich

Symptome

- Kopfschmerzen und Schwindel
- Übelkeit, Erbrechen
- Hochroter, heißer Kopf
- Bewusstseinsstörungen
- Ggf. Nackensteifigkeit (Meningismus)

Gefahren

- Hirnödem
- Krampfanfälle
- Bewusstlosigkeit

Maßnahmen

- Positionierung mit leicht erhöhtem Oberkörper
- Kopf und Nacken mit feuchten Tüchern kühlen
- Person beruhigen
- Vitalparameter überwachen
- O_2-Gabe
- Bei Bewusstsein kühle, nicht kalte Getränke verabreichen

23.3 Hitzschlag

Symptome

- Heiße, trockene, rote Haut
- Taumelnder Gang
- Verwirrtheit
- Bewusstlosigkeit

Gefahren

Extreme Überwärmung des Körpers > 40 °C.

Maßnahmen

- Warme, schwere Kleidung ausziehen
- Person mit kühlem (nicht zu kaltem!) Wasser begießen, bei Armen und Beinen beginnen
- Notruf absetzen

Symptome

- Grad I
  - Rötung der Haut
  - Schmerzen bei Berührung oder Juckreiz
  - Wie leichter Sonnenbrand
- Grad II
  - Starke Rötung der Haut
  - Blasenbildung und Hautablösungen
  - Starke Schmerzen
- Grad III:
  - Verkohlte Haut
  - Leichte bzw. keine Schmerzen

Gefahren

- Infektion bei offenen Brandwunden
- Schock bei großflächigen starken Verbrennungen
- Bei wiederholten Sonnenbränden (Grad I und II) Hautkrebs als Spätfolge

Maßnahmen

- Brennende Personen aufhalten und ablöschen (Decke)
- Bei kleinen/peripheren Verbrennungen Grad I und II **sofortige** Kühlung mit Wasser oder Coolpack (nicht zu kalt wegen Erfrierungsgefahr und nicht am Körperstamm)
- Offene Wunden mit geeigneten Verbandmitteln abdecken
- Blasen **nicht** öffnen
- **Keine** Brandsalben auftragen
- Wärmeerhalt mit Rettungsfolie
- Vitalparameter überwachen
- Bei Grad II und III Notruf absetzen

MERKE

Oberstes Gebot ist **Eigenschutz:**

- Verunfallte Person darf **nicht berührt** werden, solange Spannung besteht!
- Stromleitende Bereiche (Metallböden, nasse Flächen) nicht betreten!

Symptome

- Muskelverkrampfung unter Stromeinwirkung
- Verbrennungen („Strommarken") an Ein- und Austrittsstellen bei Durchströmung
- Bewusstlosigkeit
- Herz-Kreislauf-Stillstand

Maßnahmen

- Notruf absetzen
- Auf Eigenschutz achten, niemand darf Gefahrenbereich betreten!
- In Haushalt, Büro oder Werkstatt: Unterbrechung der Stromzuleitung (Stecker ziehen, Sicherung rausnehmen/Hauptschalter abschalten)
- Bei Hochspannung: Rettung nur durch Fachpersonal
- Person mit trockenen, nicht leitenden Hilfsmitteln (Holz-/Kunststoffstiel, Kunststoffseil, Decke) aus Gefahrenbereich ziehen
- Brandwunden mit geeigneten Verbandmitteln abdecken
- Bei Bewusstlosigkeit stabile Seitenlage
- Vitalparameter überwachen
- Reanimation bei Herz-Kreislauf-Stillstand

26.1 Typ-1-Diabetes

Autoimmunerkrankung: Betroffene produzieren selbst kein Insulin mehr → absoluter Insulinmangel → Insulin muss gespritzt werden.

26.2 Typ-2-Diabetes („Altersdiabetes“)

Insulinresistenz: Verminderte Empfindlichkeit der Körperzellen für Insulin → „Erschöpfung“ der insulinproduzierenden Zellen (Bauchspeicheldrüse kann nicht genügend Insulin für den erhöhten Bedarf liefern). Kann durch ungesunde Lebensweise (Übergewicht, Rauchen, Bewegungsmangel) ausgelöst werden. Auch bei Typ-2-Diabetes muss Insulin gespritzt werden, wenn andere Maßnahmen nicht helfen.

26.3 Auswirkungen des Insulinmangels

- Körper verwertet Kohlenhydrate aus der Nahrung nicht mehr → Blutzucker ↑, Körperzellen werden nicht mit Energie versorgt.
- Ohne Insulin von außen kommt es zu einer Ketoazidose, die tödlich enden kann.
- Erhöhte Blutzuckerwerte schädigen auf Dauer Blutgefäße, Nerven und zahlreiche Organe. Betroffene müssen Insulin zuführen.

26.4 Hyperglykämie (Überzuckerung)

Symptome

- Hoher Blutzuckerwert wegen Insulinmangel
- Verstärktes Durstgefühl und vermehrtes Wasserlassen
- Übelkeit, Erbrechen
- Azetongeruch (Ketoazidose)
- Bewusstseinseintrübung bis zur Bewusstlosigkeit

Maßnahmen

- Notruf absetzen
- Vitalparameter überwachen
- Bei Bewusstlosigkeit stabile Seitenlage
- Person darf ihr eigenes Insulinpräparat **selbst** spritzen

26.5 Hypoglykämie (Unterzuckerung)

Symptome

- Niedriger Blutzuckerwert
- Übelkeit, Erbrechen
- Bauchschmerzen und Unwohlsein
- Muskelzittern und Krampfanfall
- Schwächegefühl
- Bewusstseinseintrübung bis zur Bewusstlosigkeit

Maßnahmen

- Vitalparameter überwachen
- Wenn Person bei Bewusstsein ist, zuckerhaltige Getränke (z. B. Cola) und Traubenzucker reichen
- Bei Bewusstlosigkeit stabile Seitenlage
- Notruf absetzen

26.6 Blutzuckermessung

Wann wird gemessen?

- Bei bekanntem insulinpflichtigem Diabetes mellitus
- Bei Bewusstseinstrübung

Benötigte Materialien

BZ-Messgerät, Lanzette, Tupfer, Teststreifen

Ort der Blutentnahme

- Seitliche Fingerbeere
- Ohrläppchen

Vorbereitung und Ablauf der Messung

- Einmalhandschuhe anziehen
- BZ-Messgerät bereitstellen
- Stelle für die Blutentnahme auswählen (Finger oder Ohrläppchen) und von grober Verschmutzung befreien (Desinfektion nicht nötig)
- Teststreifen aus der Packung nehmen (spitzes Ende nicht berühren!) (→ Abb. 26.1a)
- Teststreifen in BZ-Messgerät stecken (Gerät startet automatisch)
- Blutentnahmestelle mit Lanzette punktieren: Lanzettenkappe entfernen und Lanzette in Längsrichtung auf Finger/Ohrläppchen drücken, bis Knackgeräusch zu hören ist
- 1. Blutstropfen mit Tupfer abwischen und diesen verwerfen
- 2. Blutstropfen kommen lassen (Finger nicht „melken"!) (→ Abb. 26.1b)
- BZ-Messgerät mit eingestecktem Teststreifen in Blutstropfen halten → Messung erfolgt (→ Abb. 26.1c)
- Anzeige beachten
- Blutentnahmestelle mit Tupfer säubern und mit Pflaster versorgen
- BZ-Gerät zeigt nach Countdown den BZ-Wert an, diesen ablesen (→ Abb. 26.1d) und dokumentieren

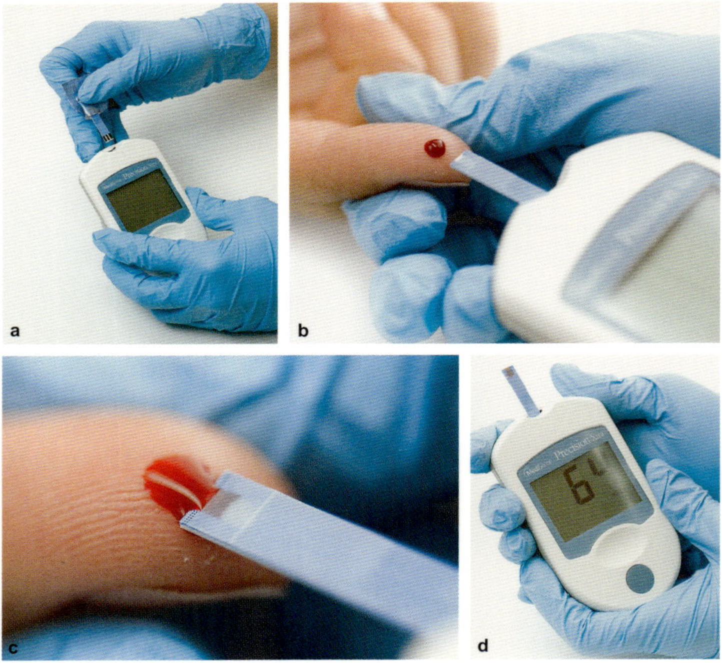

Abb. 26.1 Ablauf der Blutzuckermessung (Erläuterung im Text) [J747]

MERKE

Bei der Vorbereitung von Infusionen Einmalhandschuhe anziehen und bei allen Schritten auf Sterilität achten!

27.1 Infusion zur intravenösen Applikation

Benötigte Materialien

- Infusionslösung nach Anweisung
- Infusionsbesteck (steril verpackt)
- Hautdesinfektionsmittel
- Tupfer
- Stauschlauch
- Venenverweilkanüle
- Kanülenpflaster
- Pflasterstreifen
- Kanülenabwurfbehälter
- Einmalhandschuhe

Prüfung der Lösung

- MHD prüfen
- Lösung muss klar und partikelfrei sein
- Unversehrtheit der Flasche prüfen

Vorbereitung

- Sterile Kappe über Gummiseptum (Verschlussstopfen) der Infusionsflasche abziehen
- Am Schlauch des Infusionsbestecks Durchflussregler ganz schließen
- Dorn durch Gummiseptum stechen
- Tropfkammer zu ⅓ füllen
- Durchflussregler öffnen und Schlauch komplett mit Lösung füllen
- Stauschlauch, Desinfektionsmittel, Kompressen, Tupfer und Pflaster bereitstellen
- Nadel und Abwurfbehälter bereitstellen

27.2 Trockenmedikamente als Infusionszusatz/ zur Injektion

- Lösungsflüssigkeit mit Kanüle aufziehen (→ Kap. 27.3)
- Kanüle mit Lösungsflüssigkeit in Trockengefäß stecken und Flüssigkeit vorsichtig eindrücken (dabei auf Überdruck achten, nicht kleckern!)
- Gefäß so lange vorsichtig schütteln, bis Trockenmedikament vollständig gelöst ist (Kanüle dabei nicht herausziehen → Sterilität!)
- Gelöstes Medikament wieder in Spritze zurückziehen, Spritze ggf. entlüften
- Kanüle abziehen und in Abwurfbehälter entsorgen (kein Recap!)
- Kombistöpsel auf Spritze aufsetzen
- Spritze mit aufgezogenem Medikament mit der Packung beiliegendem Aufkleber versehen
- Spritze mit aufgezogenem Medikament, leere Lösungsmittelampulle und leeres Gefäß des Trockenmedikaments dem Arzt zeigen und übergeben, dann leere Gefäße verwerfen

27.3 Flüssigmedikamente aus Ampulle als Infusionszusatz/zur Injektion

- Kopf der Glasampulle ggf. durch Schütteln/Klopfen leeren
- Kopf mit Daumen abbrechen, dabei Tupfer als Schutz unterlegen und Gefäß vom Körper weg öffnen
- Bei Kunststoffampullen Kopf je nach Ausführung abdrehen
- Kanüle auf Spritze aufsetzen und Medikament restlos aufziehen
- Bei Kunststoffampullen je nach Ausführung Spritze ohne Kanüle aufsetzen
- Spritze entlüften
- Kanüle abziehen und in Abwurfbehälter entsorgen (kein Recap!)
- Kombistöpsel auf Spritze aufsetzen
- Spritze mit aufgezogenem Medikament mit der Packung beiliegendem Aufkleber beschriften
- Spritze mit aufgezogenem Medikament und leere Ampulle dem Arzt zeigen und übergeben, dann Ampulle verwerfen

28.1 Straßenverkehrsordnung

28.1.1 Sonderrechte

Berechtigte Fahrzeuge dürfen u. a. entgegen der Fahrtrichtung oder auf Gehwegen fahren, im Halteverbot halten/parken, Tempolimits überschreiten und Rotlicht einer Ampelanlage missachten.

MERKE
Es gilt immer ein erhöhter Sorgfaltsmaßstab!

- **§ 35 (5a) StVO:** Fahrzeuge des Rettungsdienstes sind von den Vorschriften dieser Verordnung befreit, wenn höchste Eile geboten ist, um Menschenleben zu retten oder schwere gesundheitliche Schäden abzuwenden.
- **§ 35 (8) StVO:** Die Sonderrechte dürfen nur unter gebührender Berücksichtigung der öffentlichen Sicherheit und Ordnung ausgeübt werden.

28.1.2 Wegerechte

Alle Verkehrsteilnehmer müssen Einsatzfahrzeugen, die mit Blaulicht **und** Einsatzhorn unterwegs sind, unverzüglich Platz machen.
§38 (1) StVO: Blaues Blinklicht zusammen mit dem Einsatzhorn darf nur verwendet werden, wenn höchste Eile geboten ist, um Menschenleben zu retten oder schwere gesundheitliche Schäden abzuwenden, eine Gefahr für die öffentliche Sicherheit oder Ordnung abzuwenden, flüchtige Personen zu verfolgen oder bedeutende Sachwerte zu erhalten. Es ordnet an: „Alle übrigen Verkehrsteilnehmer haben sofort freie Bahn zu schaffen“.

MERKE
Keine Sonder- und Wegerechte für Rettungsdienst bei Fahrt mit Privatkraftfahrzeug oder Fahrrad zum Einsatz!

28.2 Verhältnis von Sanitäter zu verunfallter Person

- **Rechtfertigender Notstand:** erlaubte Körperverletzung z. B. durch HLW und Stromschlag von AED.
- **Geschäftsführung ohne Auftrag:** Entscheidung für Tätigkeit ohne Einverständnis der verunfallten Person, z. B. wenn diese nicht ansprechbar ist.

Es besteht Beweislastumkehr, d. h., der Sanitäter muss nachweisen können, dass er alles richtig gemacht hat. Daher besteht Dokumentationspflicht.

28.3 Privatrecht

- **Pflichtverletzungen** haben u. U. Schadenersatzansprüche zur Folge, z. B.:
  - Schlecht gechecktes oder fehlendes Material.
  - Unerlaubte Medikamentengabe (Ausnahme O_2-Gabe).
- **Verletzung von Rechtsgütern:** Der rechtfertigende Notstand erlaubt Körperverletzung oder Sachbeschädigung (z. B. Aufschneiden von Kleidung).

28.4 Strafrecht

- **Schweigepflicht** nach § 203 (1) Nr. 1 StGB (Ausnahme bei Einwilligung der versorgten Person oder ihres gesetzlichen Vertreters)
- Gilt auch für Funkverkehr (z. B. Weitersagen oder passives Mithören Dritter durch zu hohe Lautstärke)

Strafprozessordnung

- Zeugnisverweigerungsrecht nach § 53 (1) Nr. 3 StPO
- Schweigepflicht gegenüber Strafverfolgungsbehörden

28.5 Öffentliches Recht

Medizinproduktebetreiberverordnung (MPBetreibV):

- **Betreiber:** Organisation (z. B. BRK)
- **Anwender:** Sanitäter → Einweisung durch einweisungsbefugte Person (z. B. für AED, Absaugpumpe)